BEI GRIN MACHT SICH IHR WISSEN BEZAHLT

- Wir veröffentlichen Ihre Hausarbeit,
  Bachelor- und Masterarbeit

- Ihr eigenes eBook und Buch -
  weltweit in allen wichtigen Shops

- Verdienen Sie an jedem Verkauf

**Jetzt bei www.GRIN.com hochladen
und kostenlos publizieren**

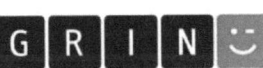

Stressmanagement im Call Center. Das Transaktionale Stressmodell und das Anforderungs-Kontroll-Modell

Anni Schech

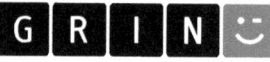

Bibliografische Information der Deutschen Nationalbibliothek:

Die Deutsche Nationalbibliothek verzeichnet diese Publikation in der Deutschen Nationalbibliografie; detaillierte bibliografische Daten sind im Internet über http://dnb.d-nb.de abrufbar.

ISBN: 9783346625083
Dieses Buch ist auch als E-Book erhältlich.

© GRIN Publishing GmbH
Nymphenburger Straße 86
80636 München

Druck und Bindung: Books on Demand GmbH, Norderstedt Germany
Gedruckt auf säurefreiem Papier aus verantwortungsvollen Quellen

Das vorliegende Werk wurde sorgfältig erarbeitet. Dennoch übernehmen Autoren und Verlag für die Richtigkeit von Angaben, Hinweisen, Links und Ratschlägen sowie eventuelle Druckfehler keine Haftung.

Das Buch bei GRIN: https://www.grin.com/document/1181015

Hochschule Fresenius

Fachbereich Wirtschaft & Medien

Studiengang: Psychologie B. Sc.

5. Fachsemester

Hausarbeit aus dem Fach

Prävention, Betriebliche Gesundheitsförderung

und Rehabilitation

„Stressmanagementtraining

im Call-Center"

Anni Schech

Abgabedatum:

17.08.2020

Inhaltsverzeichnis

Abbildungsverzeichnis

1. Einleitung

In dem Gesundheitsreport der DAK von 2019 stellte sich heraus, dass die Arbeitsunfähigkeitstage aufgrund psychischer Erkrankungen, mit 15,2%, auf dem dritten Platz der häufigsten Krankheitsarten liegen (Marschall, Hildebrandt & Nolting, 2019). Diese Ergebnisse werden von dem Gesundheitsreport der BKK bestätigt. Dort liegen psychische Erkrankungen ebenfalls auf Platz drei, mit 15,7% (BKK Dachverband, 2019). Die Falldauer von psychischen Störungen liegt durchschnittlich bei 37 Arbeitsunfähigkeitstagen, was im Vergleich zum Vorjahr ein Anstieg von 18,5 Arbeitsunfähigkeitstage sind (Marschall, Hildebrandt & Nolting, 2019).

Eine hohe Anzahl an Fehltagen durch psychische Erkrankungen haben vor allem Berufe, welche einen großen Anteil an zwischenmenschlichen Interaktionen beinhalten (BKK Dachverband, 2019). Ein gutes Beispiel ist die Untersuchung der Techniker Krankenkasse 2013, die sich mit der Frage beschäftigt, welche Berufe am stärksten unter Depressionen leiden. Dabei kam heraus, dass die meisten Arbeitsunfähigkeitsfälle und -tage in der Berufsgruppe „Berufe im Dialogmarketing" zu verzeichnen sind. Mit dieser Bezeichnung sind überwiegend Arbeitnehmer von Call-Centern, Service- und Kundenhotlines gemeint (Grobe, Steinmann & Aqua GmbH, 2013).

Call-Center Angestellte leiden nicht nur unter hohem Druck und psychosomatischen Erkrankungen, sondern erleben, aufgrund der Arbeitsbedingungen, cronischer Stress (Isic, Dormann & Zapf, 1999). Da es einen empirisch untersuchten Zusammenhang zwischen Erkrankungen und arbeitsbedingtem Stress gibt (De Lange, Taris, Kompier, Houtman & Bongers, 2003), kann man schlussfolgern, dass der starke Stress in der Arbeit unter anderem die Ursache für die hohen Erkrankungen und Fehltage ist.

Durch den Anstieg von psychischen Erkrankungen, dem Zusammenhang zwischen arbeitsbedingten Stress und Erkrankungen, sowie steigenden Fehltagen der letzten Jahre ist es wichtig, Wert auf die betriebliche Gesundheitsförderung zu legen.

Diese ist ein „Prozess zum Aufbau und zur Stärkung gesundheitsförderlicher Strukturen im Betrieb, in dem auf der Grundlage einer Analyse der gesundheitlichen Situation Maßnahmen zur gesundheitsförderlichen Arbeitsgestaltung sowie verhaltensbezogene Maßnahmen zur Unterstützung eines gesundheitsförderlichen Arbeits- und Lebensstils entwickelt werden" (Bundesministerium für Gesundheit, 2020, o. S.). Das meint, dass in den Firmen mehr Aufmerksamkeit auf die Gesundheit der Angestellten gelegt werden soll. Um das umzusetzen, muss der Betrieb analysiert werden, damit herausgefunden wird, welche Maßnahmen gesundheitsförderlich sind. Dadurch sollen langfristige, individuell-angepasste Strategien für Unternehmen entwickelt werden, um Krankheiten vorzubeugen und die Gesundheit der Arbeitnehmer zu steigern.

2. Theoretische Fundierung

Im Folgenden Teil werden relevante Fachbegriffe für die vorliegende Arbeit definiert, erläutert und wichtige Modelle aus der Stressforschung aufgezeigt.

2.1 Stress

Der Begriff „Stress" (lat. „strictus": straff) ist aus dem Englischen übernommen worden und hat im technisch-physikalischen Kontext die Bedeutung Druck, Belastung oder auch Spannung. Er wurde verwendet, um die Belastbarkeit von Materialien zu beschreiben. Durch den Biochemiker Hans Selye ist dieser Begriff in die Psychologie und Medizin übernommen worden, denn er stellte fest, dass bei starken Umweltbelastungen eine unspezifische Reaktion bei den Menschen ausgelöst wird (Litzcke, Pletke & Schuh, 2010).

Für das Wort „Stress" gibt es in der Psychologie mehrere Definitionen.

Ein Beispiel wäre die Definition von Litzcke, Pletke & Schuh „Stress ist die Aktivierungsreaktion des Organismus auf Anforderungen und Bedrohungen – auf die sog. Stressoren" (Litzcke, Pletke & Schuh, 2010).

In der biologischen Psychologie setzt sich Stress aus einem Stressoren, ein subjektiv erlebtes Element und einer unangenehm erlebten Stressreaktion zusammen, welche physiologische Stressreaktionen auslösen. Stress wird hier als gesundheitsgefährdend eingestuft, wenn man diesen nicht bewältigen kann, denn dadurch wird das psychophysische Ungleichgewicht länger aufrechterhalten (Schandry, 2006).

Der Vater der Stressforschung, Hans Selye, hat beispielsweise ein neutrales Stressverständnis. Für ihn bedeutet Stress, dass der Organismus auf einen Reiz mit einer unspezifischen Alarmreaktion reagiert, welche sowohl positiv, als auch negativ sein kann (Litzcke, Pletke & Schuh, 2010).

Lazarus hingegen definiert Stress, in seinem Stressmodell, als eine bedrohliche Situation, bei der die vorhandenen Ressourcen zur Bewältigung nicht ausreichen. Es ist eine Wechselwirkung zwischen der Situationsbelastung und der entsprechenden Handlung (Rausch, 2019). Diese Definition nimmt hauptsächlich den negativen Aspekt von Stress auf, welcher im Kontext der vorliegenden Arbeit sinnvoll erscheint, da die Stressbewältigung im Call-Center sich auf den negativen Stress bezieht.

Negativer Stress wird auch als „Disstress" bezeichnet und meint, dass man etwas als belastend oder unangenehm empfindet. Wirkt der Disstress jedoch über einen langen Zeitraum auf einen ein, kann es zu einer Erkrankung führen, welche sich sowohl auf das Psychische als auch auf das Physische auswirken kann (Schandry, 2006; Kaluza, 2018, Bamberg, Busch & Ducki, 2003). Eustress hingegen meint, dass belastende oder herausfordernde Reize vom Organismus als etwas angenehmes empfunden werden, denn man besitzt die Fähigkeiten diesen zu überwinden, daran zu wachsen und sein Können zu beweisen (Bamberg, Busch & Ducki, 2003).

In den meisten Fällen spricht man bei Stress von dem negativen und ungesunden Stress, so auch in der vorliegenden Arbeit und dem empfundenen Disstress in Call-Centern.

2.1.1 Stressoren

Unter einem Stressoren versteht man Reizereignisse, die eine Anpassungsreaktion von den Betroffenen verlangen. „Stress kann oftmals mit der Erfahrung eines drohenden oder realen Verlusts der Handlungskontrolle verbunden sein. Dies ruft intensive negative Emotionen (...) sowie vermehrte Anstrengungen hervor, mit dem Ziel die Herausforderung unter Zuhilfenahme aller verfügbaren Ressourcen dennoch zu bewältigen" (Franzkowiak & Franke, 2018, o.S). Es ist somit ein Ereignis, welches bei einem Organismus eine unspezifische Reaktion auslöst.

Jeder Mensch reagiert unterschiedlich auf Ereignisse, somit kann es für einen ein Stressor sein und für den anderen nicht.

Es gibt verschiedene Kategorien in die man Stressoren einteilen kann:

1. physikalische Stressoren, wie Kälte, Hitze, Lärm, Hunger
2. körperliche Stressoren, wie Überforderung, Schmerz, Versagensängste, Kontrollverlust
3. Leistungsstressoren, wie Überforderung, Zeitdruck und
4. Soziale Stressoren wie Konflikte, Isolation, Mobbing, Tod

(Kaluza, 2018).

6

2.1.2 Stressreaktionen

Hat man einen Stressor wahrgenommen, reagiert man mit einer Stressreaktion darauf. Dies bezeichnet alle Prozesse, „die aufseiten der betroffenen Person als Antwort auf einen Stressor in Gang gesetzt werden" (Kaluza, 2018, S. 16). Die Stressreaktion liefert dem Organismus Energie, um auf die wahrgenommene Bedrohung zu reagieren. Hierbei unterscheidet man zwischen „fight or flight". Innerhalb weniger Sekunden wird von dem Gehirn eingeschätzt, wie gefährlich die Situation ist und eine Entscheidung für Alternativen, Kämpfen oder Fliehen, getroffen (Rausch, 2019). Dies ist ein Überlebensinstinkt der uns vor unmittelbaren Bedrohungen schützen soll.

Diese Stressreaktionen können auf vier Ebenen ablaufen:

Die erste wird kognitive Ebene genannt und bezeichnet alle intrapsychischen, nicht von außen erkennbaren, Vorgänge, wie die Denk- und Wahrnehmungsprozesse des Individuums (Kaluza, 2018). Als nächstes gibt es die emotionale Ebene, welche Gefühle und Befindlichkeit umfasst. Ebenfalls können Stressreaktionen über die körperliche Ebene, welche sich durch schnelleres Herzschlagen, Pupillen Erweiterung,... äußern. Es handelt sich damit um alle körperlichen Reaktion, die wir bei Stress zeigen bzw. ausgelöst werden. Zuletzt kommen alle äußerlich erkennbaren Vorgänge, wie Zittern oder der Missbrauch von Genuss-/Betäubungsmitteln, dies fällt unter die Verhaltensebene (Litzcke, Pletke & Schuh, 2010).

Nicht jeder Mensch hat die gleichen Stressreaktionen, denn diese sind abhängig von den individuellen Erfahrungen, Ressourcen, der Wahrnehmung und der Belastungssituation (Kaluza, 2018). Die verschiedenen Ebenen beeinflussen sich gegenseitig und können sich so verstärken.

2.2 Modelle aus der Stressforschung

In der aktuellen Stressforschung gibt es eine Vielzahl von Erklärungsmodellen die „Stress" veranschaulichen und erklären wollen. Hier werden jedoch nur diese erläutert, welche für die vorliegende Arbeit und dem Zusammenhang von Stress im Call-Center relevant sind.

2.2.1 Transaktionales Stressmodell nach Lazarus

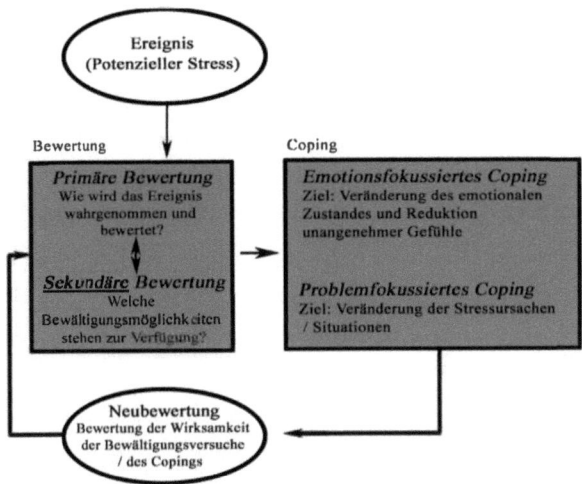

Abb. 1: Transaktionale Stressmodell (eigene Darstellung in Anlehnung an Lazarus, 1981)

In seinem Modell geht Lazarus davon aus, dass Stress von der subjektiven Bewertung der jeweiligen Situation abhängt. Er versucht damit den Menschen, seine subjektive Einschätzung von Gefahr und die individuellen Ressourcen in das Modell wiederzugeben (Reihmann & Pohl, 2006). Das Modell von Lazarus legt seinen Schwerpunkt auf den Einfluss von kognitiven Bewertungsprozessen, welche in die primäre und sekundäre Bewertung aufgeteilt werden.

Die primäre Bewertung sind Merkmale einer Situation und die Bewertung der Bedrohlichkeit bzw. Wichtigkeit für das Individuum (Heinrichs, Stächele & Domes, 2015). Empfindet man die Situation als bedrohlich und relevant, entscheidet die sekundäre Einschätzung, ob Stress ausgelöst werden soll (Litzke, Pletke & Schuh, 2010).

Bei der sekundären Bewertung handelt es sich um die persönlichen Fähigkeiten und die vorhandenen Ressourcen zur Situationsbewältigung (Heinrichs, Stächele & Domes, 2015). Hat das Individuum die Bewertungen durchgeführt, findet das Coping, alle Reaktionen auf die Situation, statt. Hier unterscheidet Lazarus in emotions-fokussierte und Problem-fokussierte Bewältigung. Bei ersteren geht es um das senken bzw. mindern von negativ empfundenen psychischen und physischen Folgen. Bei der zweiten Bewäl-

tigung geht es um die Neugestaltung der aufrechterhaltenden oder auslösenden Bedie-
nungen der Anforderungssituation. Die vorgenommenen Bewältigungsversuche werden
danach vom Individuum neu bewertet. Gelingt die Neubewertung der Situation und Bewältigung durch Ressourcen so baut sich der Stress ab.

Dieses Modell von Lazarus ist relevant für die vorliegende Arbeit, da bei den verschiedenen Stressmanagementtrainings in emotionsorientierte und problemorientierte Trainingsmethoden unterschieden wird (Busch, 2004), welche auf der Grundlage von Lazarus Modell basieren. Emotionsorientierte Trainingsmethoden zielen auf die Regulation
der emotionalen Stressreaktion ab, während Problemorientierte die Stresssituation ändern wollen (Busch, 2004). Ebenfalls sind emotionsregulierende und problemlösende
Methoden für Stressmanagementtrainings im Call-Center wichtig (Busch, 2004).

2.2.2 Anforderungs-Kontroll-Modell von Karaske und Theorell
Dieses Modell bezieht sich spezifisch auf arbeitsbedingte Belastungen und erklärt die
Entstehung von Symptomen durch Stress.

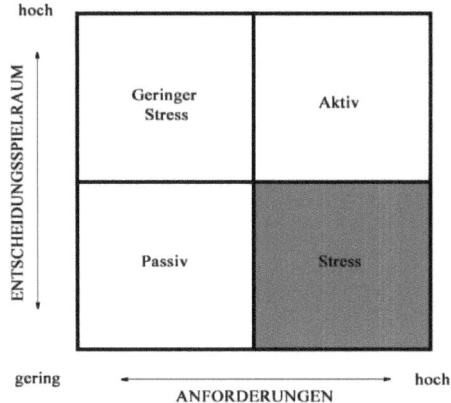

Abb. 2: Anforderungs-Kontroll-Modell (eigene Darstellung in Anlehnung an Karasek und Theo-
rel, 1990)

In dem Modell von Karasek (1990) spielen der Entscheidungsspielraum und der Grad
der Anforderungen einer Situation eine große Rolle. Stress entsteht hier, wenn die Anforderungssituation hoch und der Entscheidungsspielraum gering ist. Bei hohen Anforde-

rungen und der Möglichkeit Entscheidungen zu treffen ist man, nach Karaseks Modell, gesund und zufrieden mit der Arbeit (Heinrichs, Stächele & Domes , 2015).

Das Anforderungs-Kontroll-Modell veranschaulicht wieso Call-Center Angestellte viel Stress empfinden. Denn in vielen Studien wurde nachgewiesen, dass es nur geringen Handlungsspielraum bei hohen Leistungsvorgaben (Busch, 2004; Scherrer, 2002, Wieland, 2000) in diesem Beruf gibt, dies ist unter anderem die Ursache für den hohen Stress (Isic, Dormann & Zapf, 1999).

2.3 Stressmanagement und -training

Stressmanagement hat verschiedene Aufgaben, wie zum Beispiel Psychoedukation zu Stress, Verhaltensänderung schaffen, Entspannungsverfahren, Bewältigungsstrategien vermitteln und Stressvermeidungs bzw. - reduktion von arbeitsbezogenen Stressoren (Krick, Felfe & Renner, 2018). Es ist eine Verhaltensprävention, was bedeutet, dass um eine Veränderung zu schaffen, an dem Verhalten der Menschen angesetzt werden muss. Stressmanagementtrainings versuchen durch das Vermitteln von unterschiedlichen Strategien, sowohl auf kognitiver als auch Verhaltensebene eine funktionierende Stressbewältigung zu fördern. Hierbei spielt das Ursachen Erforschen, Erkennen und das Entwickeln von Lösungen eine wichtige Rolle (Krick, Felfe & Renner, 2018).

Stressmanagement Methoden sind dann sinnvoll, wenn ein Mensch nicht genug Ressourcen zur Bekämpfung externer oder interner Belastungen hat und können erlernt werden (Rausch, 2019). Dabei wird in drei Hauptwegen und darauf bezogene Ziele unterschieden: Instrumentelles -, Kognitives -, und Palliativ-regeneratives Stressmanagement (Linden & Hautzinger, 2015).

Instrumentelles Stressmanagement zielt auf die Stressoren ab und will diese minimieren bzw. ausschalten. Dies geschieht durch das Verändern vom Arbeitsplatz oder dessen Abläufe. Das kognitive Stressmanagement möchte Einstellungen und Bewertungen, welche durch Stress ausgelöst werden, ändern. Das Palliativ-regeneratives Stressmanagement möchte psychische und körperliche Stressreaktionen kontrollieren (Linden & Hautzinger, 2015).

2.3.1 Effektivität von Stressmanagement

Als effektive Wege des Stressmanagements erweisen sich aktives Problemlösen, kognitives Umstrukturieren, das Bemühen um sozialer Unterstützung, sowie ein „nicht-antagonistischer" Umgang mit negativen Emotionen" (Kaluza, 2018, S. 67; Kaspers &

Scholz, 2002). Murphys Analyse (1996) ergab, dass kognitiv-behaviorale Trainings und Meditations- bzw. Entspannungstrainings die effektivste Methode sind. 2001 wurde das von Van der Klinke und 2002 von Roscher bestätigt. Gleich darauf folgten bei ihm die problemorientierte- und emotionsorientierte Trainings, nach Roscher (Busch, 2004).

Eine allgemeine effektive Standardstrategie gibt es jedoch nicht, da diese unter anderem abhängig von der Situation, der Persönlichkeit, usw. ist (Kaluza, 2018), daher muss der wirkungsvollste Weg für jedes Individuum gefunden werden. „Der Erwerb verschiedener (...) Strategien und deren flexible Anwendung je nach Einschätzung der Situation" (Reimann & Pohl, 2006, S. 226) ist unter Berücksichtigung von den Bedürfnissen und den vorhandenen Ressourcen der Individuen sinnvoll.

In der Call-Center Dienstleistung sollten nach Busch dringen Stress- und Ressourcenmanagement, individuellen und kollektiven Stress im Team, emotions- und problemorientierte, sowie innovative Bewältigungsstrategien behandelt werden (Busch, 2004), da sich diese Stressmanagementtrainings in der Branche als besonders wirkungsvoll erwiesen haben.

2.3.2 Wirksamkeit von Stressmanagement

Zur Wirksamkeit des Stressmanagementtrainings liegen einzelne Befunde vor, die eine positive Auswirkung auf der Ebene von subjektiven Befinden und in den Verhaltensebene nachweisen. So steigert das Training das Selbstvertrauen, die Autonomie und das Coping Verhalten der Organismen und senkt gleichzeitig das Anspannungsniveau (Reschke & Schröder, 2000). Bei der Analyse von Murphy (1996) kam heraus, dass die betrieblichen Kosten für die Krankenversicherung der Beschäftigten sich reduzieren.

2.4 Methoden zum Stressmanagement

Mittlerweile gibt es viele effektive Stressmanagementprogramme und Methoden (Reimann & Pohl, 2006). Die verschiedenen Trainingsmethoden werden in emotions- und und problemorientierte Funktionen unterschieden, entsprechend der oben erwähnten Transaktionalen Stresstheorie von Lazarus. Um mit Stress umzugehen, ihn zu verringern und abzubauen, werden im nachfolgenden Teil der Arbeit ein paar dieser Stressmanagement Methoden vorgestellt.

2.4.1 Entspannungstraining durch Progressive Relaxion

Diese Entspannungsmethode ist die Kurzform der Progressiven Muskelrelaxation, welche 2006 von Jacobson entwickelt wurde. Er ging davon aus, dass Anspannungen vom Alltag sich auf den Muskeltonus auswirken, welche aber willentlich kontrolliert werden können (Busch, 2004). Durch das Senken der Muskelanspannung wird die Aktivität im zentralen Nervensystem ebenfalls abgemindert und die Entspannung der Muskeln kann nicht mit dem Stressempfinden einhergehen (Busch, 2004).

Die Progressive Relaxion ist empirisch gut untersucht und die Effektivität der Methode wurde durch körperliche und geistige Störungen bewiesen (Kaluza, 2018; Busch, 2004). Durch Progressive Muskelrelaxation werden Spannungszustände, Schlafstörungen, Stress, Angst gemindert, die Symptome verbessert und eine vegetative Stabilität vermittelt (Doubrawa, 2006). Laut der Untersuchung von Busch, welche sich mit Stressmanagement im Call-Center auseinandersetzte, ist die Muskel Relaxion eine sinnvolle Trainingsmethode, da die Call-Center Angestellten als wesentliche Anforderungen die „situative und emotionale Belastbarkeit" (Busch, 2004, S. 161) haben. Deshalb ist die Emotionsregulation, welche durch Progressive Muskel Relaxion gefördert wird, ein wichtiger Bestandteil der Tätigkeit (Busch, 2004).

Die Progressive Relaxion von Bernstein und Borkovec basiert auf dem gleichen Prinzip und gleichen Annahmen, dauert jedoch wesentlich kürzer. Anfangs werden alle 16 Muskelgruppen in die Entspannung mit einbezogen, danach sieben und zum Schluss sind es nur noch vier Schritte, denn dadurch ist sie leichter in den Alltag integrierbar (Wittchen & Hoyer, 2016). Diese Übung muss regelmäßig wiederholt und geübt werden, damit sie im Beruf oder Privatleben, bei Belastungssituation, angewendet werden kann (Kaluza, 2018; Wittchen & Hoyer, 2016). Durch die Progressive Relaxion soll die Kompensation der Folgen in Anforderungssituationen ermöglicht werden, sowie die Förderung der Achtsamkeit und der inneren Haltung (Kaluza, 2018). Die Angestellten lernen durch die Muskel Relaxation nicht nur sich zu beruhigen, sondern auch, wie sie die Selbstkontrolle und ihr Wohlbefinden steigern können.

2.4.2 Mentales Training durch kognitive Umstrukturierung

Eine weitere sinnvolle Stressmanagement Methode, welche zu den effektive Bewältigungsstrategie zählt, ist das kognitive Umstrukturieren (Busch, 2004).

Eine mögliche Umsetzung hierfür sind kognitive Verhaltenstrainings, da diese die kognitive Umstrukturierung fördern (Busch, 2004) und nachweislich das Stressempfinden verbessern (Heinrichs, Stächele & Domes, 2015).

Ziel von der kognitiven Umstrukturierung ist das Beeinflussen und günstige Verändern der Bewertungsmuster (Heinrichs, Stächele & Domes, 2015), sowie eine Einstellungs-änderung (Siebecke & Kaluza, 2012). Irrationale, negative Kognitionen und Einstellungen führen dazu, dass die Betroffenen krank werden und krankmachende Verhaltenswei-sen an den Tag legen (Busch, 2004). Um dies zu verhindern werden die negativen, schlechten und irrationalen Einstellungen/ Gedanken in ein funktionale umbewertet und neue Einstellungen formuliert (Siebecke & Kaluza, 2012). Das Ergebnis der Positive Umstrukturierung sind erhöhtes Wohlbefinden, geringe Stresssymptome und Kontroll-bewusstsein (Busch, 2004). Durch den Erwerb des Kontrollbewusstsein, wird den Call-Center-Angestellten bewusst, dass sie aktiv an der Situation etwas ändern können, einen Handlungsspielraum haben und das senkt den empfundenen Stress laut dem Anforde-rungs Kontroll Modell von Karasek und Theorell.

Hierbei wird das Augenmerk auf die Entwicklung der inneren Haltung gegenüber auto-matisierten und nicht bewussten, geistigen Prozessen gelegt wie beispielsweise das Wahrnehmen der Stressauslösenden Gedanken (Kaluza, 2018). Aufgrund der Wahrneh-mung ist eine Veränderung durch verschiedene Bewältigungsstrategien möglich (Hein-richs, Stächele & Domes, 2015).

Durch die rational-emotive Therapie, nach Ellis, kann die kognitive Umstrukturierung umgesetzt werden. Hier werden irrationale und negative Bewertungen, Verhaltenswei-sen oder Reaktionen bearbeitet. Zuerst findet eine Selbstanalyse durch das ABC-Modell statt, bei dem laut Ellis Aktivierende Ereignisse „Beliefs" auslösen, welche wiederum zu bestimmte Konsequenzen führen. Wenn man beispielsweise als aktivierende Situati-on eine stressige Anforderungssituation in der Arbeit hat, löst dies negative bzw. irratio-nale Gedanken aus, welche sich körperlich oder psychisch Auswirken können. Bei die-ser Selbstanalyse betrachten die Betroffenen solche Situationen genauer. Danach findet der sokratische Dialog statt, bei dem die negativen Gedanken durch wissenschaftliches Nachfragen aufgelockert werden und zu rationalem Denken führen soll. Als letzten Schritt sollen Vorstellungsübungen, bei denen die dysfunktionalen Gedanken durch neue ersetzt werden, stattfinden. Die neuen Kognitionen sollen dann in Anforderunssitu-ationen angewendet werden (Busch, 2004). Dies kann leicht in den Alltag integriert und umgesetzt werden.

2.4.3 Problemlösetraining

Diese Stressmanagement Methode ist für Call-Center Angestellte sehr sinnvoll, da dort meist Kunden anrufen, welche Probleme haben und somit eine lösungsorientierte Einstellung von den Angestellten erwartet wird (Busch, 2004). Bei dem Problemlösungstraining sollen unter anderem Bewältigungsmöglichkeiten erarbeitet und realisiert, sowie die Problemlösefähigkeiten verbessert werden (Kaluza, 2018). Es ist wissenschaftlich bewiesen, dass die allgemeinen Kompetenzen & das Wohlbefinden erhöht, sowie Stress verringert werden (Wittchen & Hoyer, 2016).

Bei Problemlösestrategien wird schrittweise, nach der Anleitung von Kämmerer vorgegangen, um ein „sich im Kreis drehen" zu vermeiden bezüglich der Argumente und Sichtweisen von den Anforderungssituationen bzw. Reaktionen. Zuerst findet eine Selbstbeobachtung in Stresssituationen statt, welche z. B. schriftlich festgehalten werden, dabei wird das Problem benannt und beschrieben. Hier ist nicht nur die Dauer, Intensität oder der Zeitpunkt relevant, sondern vor allem die Situation (Linden & Hautzinger, 2015).

Danach werden mögliche Methoden zur Bewältigung, so wie die Pläne, Regeln usw. für das Aufrechterhalten gesammelt. Hat man diese, wird in Teilziele und Ziele eingeteilt (Linden & Hautzinger, 2015), so wie welcher Lösungsweg sinnvoll ist und welche Konsequenzen möglich sind. Um die Bewältigungsstrategien und den Lösungsweg anzuwenden werden sie nun in Rollenspielen umgesetzt und später im Alltag. Zum Schluss werden die Bewältigungsstrategien und Erklärungen bewertet und die erfolgreichen Strategien werden umgesetzt.

Das Problemlösetraining hat eine bewiesene, langfristige Wirkung (Grawe, Donati & Bernauer, 1994) und hilft dabei unterschiedliche, erfolgreiche Strategien für Problemsituationen zu entwickeln.

2.4.4 Aufbau von sozialer Unterstützung

Der Begriff der sozialen Unterstützung ist eine Sammelbezeichnung und befasst sich mit dem Erwarten und Erhalten von sozialen Leistungen in Form von Hilfe oder Unterstützung. Soziale Beziehungen sind eine wichtige Ressource für Bewältigungen und Stressmanagement (Lorei & Hallenberg, 2012). Bei Stress bezogenen Arbeitsanalyse bezüglich Call-Centern kam heraus, dass unter anderem soziale Unterstützung ein Prädikator für das Befinden bezüglich der Arbeit ist (Busch, 2004). Das bedeutet, dass unterstützende Beziehungen am Arbeitsplatz, den empfundenen Stress vermindern (Qaas, Kubitscheck & Thiele, 1997) und sich positiv auf psychische und physische Gesundheit auswirkt. Die soziale Unterstützung ist sehr wichtig, da diese das Bedürfnis nach Anerkennung und Zuneigung erfüllt, welches zu mehr Zufriedenheit, mehr Wohlbefinden und damit Gesundheit führt (Schäfer, Döll, Höfler & Mittag, 2000).

Wenn der empfundene Stress hoch ausfällt, wird jedoch nur wenig Zeit in soziale Kontakte investiert. Bei dem Aufbau von Sozialer Unterstützung wird der Fokus auf positive, unterstützende und kraft-spendende Beziehungen gelegt.

2.4.5. Genusstraining

Das Genusstraining wurde ursprünglich von Lutz und Koppenhöfer zur Behandlung von depressiven Patienten entwickelt, welches die Fähigkeiten des Genussempfindens erhöhen soll (Rausch, 2019). Das Ergebnis von dem Training ist unter anderem eine Verminderung von Stress und Belastungen bzw. die Erhöhung von Belastbarkeit (Rausch, 2019; Heinrichs, Stächele & Domes, 2015). Der Wechsel von Belastbarkeit und Entlastbarkeit wird über die Sinnesbereiche riechen, tasten, schmecken, sehen und hören vermittelt (Linden & Hautzinger, 2015). Es ist wichtig, dass die Teilnehmer sich konzentrieren, & die angenehmen Reize, Emotionen zulassen.

Bei der Methode wird zuerst herausgefunden welche Aktivitäten individuell erholsam sind und welche Erholungsziele speziell auf die Anforderungssituationen wichtig sind (Kaluza, 2018). Danach gibt es einen „positiven Tagesrückblick", bei dem über die angenehmen Erlebnisse des Tages gesprochen wird. Die Erlebnisse werden wieder lebendig und helfen gegen den Stress (Kaluza, 2018). Ebenfalls ist die praktische Umsetzung durch die Sinnesbereiche hier wichtig. Durch diese wird eine bewusste Wahrnehmung im Alltag erlernt, welche angenehme Emotionen und Erinnerungen auslösen kann (Kaluza, 2018). Die Teilnehmer bekommen Hausaufgaben auf, bei denen sie sich mit Dingen auseinandersetzten, welche sie als angenehm empfinden. Diese werden mitgebracht und vorgestellt. Der Austausch wird dadurch angeregt und es sollen gemeinsame Aktivitäten geplant werden (Linden & Hautzinger, 2015). Bei diesem Stressbewältigungsprogramm werden nur angenehme und positive Erlebnisse, Gefühle, Erfahrungen besprochen, es gibt keinen Platz für Unangenehmes. Durch diese Trainingsmethode wird das Wohlbefinden und die seelische Gesundheit gefördert (Linden & Hautzinger, 2015).

3. Stressmanagement im Unternehmen

Die Beispiel Firma „2&5" ist eine Kundenhotline für einen Telefonanbieter, welcher sich um Probleme und Anliegen von Kunden kümmert. In dem Großraumbüro arbeiten 30 Angestellte, welche jeden Tag 30 Minuten Mittagspause und 30 Minuten Zeit für Toilettengänge oder kurze Verschnaufpausen, während ihren regulären 9 Stunden Arbeitsschicht, haben. Die Angestellten müssen jede Stunde mindestens vier Kundenanrufe bearbeiten. Die Arbeitsunfähigkeitstage sind in den letzten drei Jahren merklich angestiegen und die Angestellten klagen über hohen Stress, sowie körperliche Probleme, weshalb die Geschäftsführerin des Unternehmens ein Stressmanagementtraining gebucht hat.

Das Training durchläuft verschiedene Phasen, damit die individuellen Bedürfnisse und Probleme der Angestellten wahrgenommen und bearbeitet werden. Die Angestellten werden in vier Gruppen unterteilt und dürfen das Stressmanagementtraining an unterschiedlichen Tagen in der Woche durchlaufen, damit die Firma keine hohen Verluste schreibt und auf jeden eingegangen werden kann. Nach den folgenden Modulen, kann man mit den Mitarbeitern zusammen weitere Stressmanagement Methoden erarbeiten, da es noch viele weitere gibt, wie beispielsweise Sport und Zeiteinteilungsworkshops (Kaluza, 2018). Da jeder Mensch unterschiedlich ist, muss das individuell entschieden werden.

Bei dem ersten Treffen findet eine kleine Vorstellungsrunde statt, damit sich alle kennenlernen. Es wir besprochen, was sich die Teilnehmer erhoffen, erwarten, wünschen und was für Ziele sie gerne umsetzen möchten. Danach wird durch die „Stress-Ampel", von Kaluza, der Begriff Stress, sowie Stressoren, Stressreaktionen und die individuellen Verstärker einfach und sinnbildlich erklärt, denn bevor man diesen bekämpfen kann ist es wichtig Stress zu verstehen. Ebenfalls werden die Mitarbeiter hierdurch sensibilisiert. Gemeinsam können nun Beispiele für die eigenen Stressoren, Reaktionen usw. gesammelt werde. Jeder der Teilnehmer bekommt sein eigenes Stresshandbuch ausgeteilt, indem er mitarbeiten darf, beispielsweise durch das verschriftlichen relevante Informationen und Beobachtungen.

In der zweiten Phase wird die Entspannungsmethode „Progressive Relaxion" erlernt, diese dauert mehrere Sitzungen und viel Trainings, bis man sie gut beherrscht. Dieses Training ist sinnvoll, da die Call-Center Angestellten viel Stress ausgesetzt sind und eine zwischenzeitliche Entspannung den Stress und die innere Anspannung reduzieren können. Die Angestellten werden da durch lernen, dass sie selbst aktiv Teilnehmen und etwas an ihrem Stressempfinden ändern können. Durch bisherige Erfahrungen kann man die Stimmung und septische Teilnehmer auflockern. Anfangs wird die Langform mit den 16 Muskelgruppen erlernt. Die Teilnehmer werden über die Progressive Relaxion theoretisch aufgeklärt und danach praktisch umgesetzt durch vorgelesene Instruktionen. Die Muskeln werden unterschiedlich stark angespannt und entspannen, bei der Entspannung wird gleichzeitig ausgeatmet. Sind sich die Teilnehmer bezüglich der langen Version sicher, werden die 16 zu vier Muskelgruppen (Arme, Kopf, Rumpf und Beine) zusammengefasst, damit die Durchführung schneller und leichter in den Alltag integriert werden kann. Im weiteren Verlauf dieser Entspannungstrainings werden die Instruktionen weniger und die Teilnehmer entscheiden selbst, wie schnell oder langsam die Progressive Relaxion umgesetzt werden soll. Die Entspannungsübung wird nach besprochen und die tägliche Übung für den Alltag geplant. Bei nachfolgenden Stresssituationen kann diese Technik z.B. nach einem unfreundlichen Kundentelefonat am Arbeitsplatz umgesetzt werden, eine innere Entspannung wiederhergestellt und der Stress reduziert werden, ohne das viel Zeit am Arbeitsplatz verloren geht. Ebenfalls könnte die Firma im Pausenraum bequeme Sitz- oder Liegemöglichkeiten zur Verfügung stellen, damit die Entspannungsmethode, je nach Arbeitnehmer bevorzugt, im Liegen oder Sitzen umgesetzt werden kann.

Als nächstes Stressmanagementtraining kann die Kognitive Umstrukturierung stattfinden. Hier werden, die in der Stress-Ampel aufgezeigten, persönlichen Einstellungen und Bewertungen näher betrachtet. Durch eine Vorstellungsübung soll verdeutlicht werden, dass Kognitionen eine körperliche Reaktion auslösen. Bei dieser Übung sollen sich die Kursteilnehmer vorstellen, dass sie in eine Zitronenscheibe beißen, dadurch kann der Speichelfluss angeregt, oder ein zusammenziehendes Gefühl ausgelöst werden.

Nun werden verschiedene Mentale Strategien vorgestellt und eingeübt. Eines wäre die oben erläuterte rational-emotive Therapie nach Ellis. Zuerst bekommen die Teilnehmer auf, Stressauslösende Situationen im Stresshandbuch zu verschriftlichen und das ABC-Modell, welches eingeübt und erklärt wird, darauf anzuwenden. Diese Situationen werden in Gruppen besprochen und kritisch abgewogen (sokratischer Dialog), damit die beobachteten Gedanken zu rationalem Denken führen. Nun werden die Stresssituation durch Rollenspiele nachgestellt und die negativen, irrationalen Gedanken durch neue ersetzt. Nach dem Durchgehen der selbst aufgeschriebenen Situation werden an die Angestellten erfundene Stresssituation ausgeteilt, damit sie die neue Strategie verfestigen können. Weitere Beispiel für Mentale Strategien wären: das Akzeptieren/ Annehmen der Realität erlernen, statt diese abzustreiten; den Blick auf das Positive richten und positive Gedanken zu formulieren oder das Konzentrieren auf die Positiven Konsequenzen. Diese verschiedenen Strategien werden eingeübt und verinnerlicht, um für jeden den individuell angepassten Lösungsweg zu finden und auf die Bedürfnisse der Teilnehmer einzugehen. Die Firma könnte, um das positive Denken zu fördern, in dem Großraumbüro motivierende und positiv formulierte Sprüche/ Sätze aufhängen.

Der dritte Baustein kann das Arbeiten an den Problemlösekompetenzen der Mitarbeitern sein. Dies ist angebracht, da die Call-Center Angestellten oft mit Problemen am Telefon konfrontiert werden. Hier werden ebenfalls die selbst beobachteten Anforderungssituationen verwendet, jedoch sind hier die genauen Details der Situation ausschlaggebend. Die Angestellten sollen sich merken, wie lange die unangenehme Umstände andauern, wann und welche sehr intensiv wahrgenommen wurde, wann die unangemessene Reaktion kam, wie diese aussah und vieles mehr. Nach dieser Problembeschreibung wird überlegt, wie man dieses bewältigen kann. Es werden die besten Lösungswege für die Stresssituation ermittelt und durch Rollenspiele, ausprobiert, um die besten Lösungen im Alltag zu verwenden.

Danach könnte die soziale Unterstützung der Angestellten verstärkt werden, da durch gute soziale Unterstürzung am Arbeitsplatz der Stress gesenkt und das Wohlbefinden erhöht wird. Diese zwei Faktoren sind in einem Call-Center wichtig, weil oft negativer Kundenkontakt Stress auslöst und die Gesundheit nachteilig beeinflusst. Es gibt verschiedene Möglichkeiten, wie man diese erhöhen kann, hier scheint eine Feedback-Gruppe zweckmäßig. Nach den Schichten sollte die Firma die Möglichkeit für die Angestellten anbieten, in einem extra Raum eine Gesprächsrunde anbieten. Hier kann man sich über die unangenehmen Erlebnisse sprechen, Fragen oder Erfahrungen untereinander austauschen und Gedanken besprechen. Ebenfalls sollten die Angestellten sich untereinander ermutigen und loben. Eine weitere Möglichkeit um soziale Unterstützung zu fordern wären regelmäßige Aktivitäten in der Firma, wie beispielsweise gemeinsame Ausflüge, Firmenessen oder ein Sommerfest samt Familien der Angestellten. Dadurch wird mit der Arbeit auch Gemeinschaft, Freundschaften und Spaß in Verbindung gebracht.

Als letzte feste Verbesserung von dem Stressmanagementtraining kann das Genusstraining praktiziert werden. Hierbei geht es darum, den Teilnehmern den Zugang zu angenehmen Emotionen erneut zu erlernen, denn durch den Alltagsstress gehen diese schnell unter. Die Arbeitnehmer sollen einen Ausgleich zur Arbeitswelt finden, der ihnen neue Energie gibt. Eine Art der Umsetzung in dem Unternehmen ist ein Sinnes-Pfad, hier sollen alle Sinne angesprochen und die Konzentration auf einen selbst fokussiert werden. Für das Fühlen werden verschiedene, angenehme Gegenstände in Boxen gelegt, bei denen man durch zwei Löcher fassen muss, ohne es zu sehen. Für das Riechen wären verschiedene Gewürze eine Möglichkeit. Um das Sehen im Pfad umzusetzen, werden Postkarten mit unterschiedlichen Motiven bereitgestellt, welche die Teilnehmer mitnehmen dürfen. Des weiteren kann das Schmecken in dem „2&5" Unternehmens durch eine Zusammenarbeit der Kantine umgesetzt werden. Dort wird, in jeder Woche, einen Tag lang das Lieblingsessen der Mitarbeiter gekocht. In dem Genusstraining werden die Lieblingsgerichte gesammelt und so die Förderung des individuell Genusses der Angestellten gefördert. Um eine Ausgleich, vor der Arbeit, herzustellen, werden Kärtchen ausgeteilt, in denen die Teilnehmer ihre Aktivität aufschreiben, welche bei dem Laden neuer Energie für sie persönlich hilfreich sind. Diese werden nun untereinander vorgestellt, damit das Repertoire erweitert werden oder man inspiriert werden kann. Als Hausaufgabe müssen die Angestellten den Aktivitäten, die ihnen Freude bereiten, regelmäßig nachgehen. Als weitere Hausaufgabe können die Angestellten nun jeden Tag, in dem ausgeteilten Stresshandbuch, mindestens eine Sache verschriftlichen, die sie als angenehm wahrgenommen haben, wie ein Tagebuch für schöne Erlebnisse.

Den Teilnehmern werden hier durch verschiedene Möglichkeiten aufgezeigt, wie sie sich nach einem stressigen Tag oder einer stressigen Phase wieder selbst aufrichten und ihren Stress effektiv bewältigen können.

4. Fazit

Aufgrund der vorliegenden Forschungsergebnisse ist es durchaus möglich den Stresspegel in einem Call-Center zu reduzieren, ganz verhindern lässt er sich jedoch nicht. Mit den vorgestellten Methoden kann nicht nur der Stress gesenkt, sondern auch der Arbeitsplatz und das Privatleben verbessert werden. Die Umsetzbarkeit der theoretischen Methoden sind unterschiedlich gut ausführbar. Hierbei kommt es auf die Bereitschaft der Arbeitnehmer und dem finanziellen entgegenkommen vom Arbeitgeber an.

Die Progressive Relaxion muss zuerst in einem Workshop vorgestellt und oft wiederholt werden, um gut Umgesetzt werden zu können. Durch den Workshop entstehen Kosten für die Firma und es braucht Übung, bis die Methode erlernt wird.

Diese Investition ist jedoch sehr sinnvoll, da die Umsetzung im Arbeitsalltag einfach ist und nicht viel Zeit beansprucht. Es wurde in viele Studien nachgewiesen, dass Progressive Muskelentspannung sich positiv auf die vegetative Stabilität, so wie das Stressempfinden auswirkt, was , wie oben erläutert, in der Call-Center Arbeit wichtig ist.

Das Problemlösetraining erscheint hier ebenfalls sehr sinnvoll, da der Stress gesenkt, das Wohlbefinden erhöht und verschiedene Methoden zum Umgang mit Stress erlernt werden. Das erhöhen vom Wohlbefinden steigert die Gesundheit (Schäfer, Döll, Höfler & Mittag, 2000) der Angestellten, was wiederum dazu führt, dass die Arbeitsunfähigkeitstage gesenkt werden und daraus entstehende Kosten für die Firma ebenfalls. Die Umsetzung kann auch hier durch einen Kurs und viel Übung erreicht werden, jedoch braucht dies etwas Zeit, sowie die finanzielle Bereitschaft der Firma. Das Umsetzen der kognitive Umstrukturierung in einem Unternehmen kann ebenfalls durch einen Workshop geschehen und ist im Call-Center empfehlenswert, da sich das Wohlbefinden erhöht, Stresssymptome gesenkt werden und ein Kontrollbewusstsein hergestellt wird (Busch, 2004). Ebenfalls kann die Firma selbst, wie oben vorgeschlagen, auch aktiv werden und zum positiven Denken anstoßen.

Die Umsetzung der Sozialen Unterstützung geht, von den vorgestellten Stressmanagement Methoden, am einfachsten und hat keine hohen Kostenansprüche. Um Unterstützende Beziehungen am Arbeitsplatz herzustellen gibt es viele verschiedene Möglichkeiten. Es ist wichtig, egal in welchem Unternehmen, viel wert darauf zu legen, da der empfundenen Stress vermindert wird (Qaas, Kubitscheck & Thiele, 1997) und sich positiv auf psychische und physische Gesundheit, der Arbeitnehmer auswirkt. Die oben vorgestellten Vorschläge sind auch in kleineren Unternehmen, welche weniger Finanzmöglichkeiten habe, leicht umzusetzen und wirken sich sehr gut auf die Gesundheit und den Zusammenhalt in der Firma aus.

Da die Call-Center-Angestellte oft mit belastenden Situationen zu tun haben, ist ein Genusstraining durchaus ratsam, da dadurch nicht nur Stress vermindert, sonder auch die Belastbarkeit verstärkt wird (Rausch, 2019; Heinrichs, Stächele & Domes, 2015). Die Umsetzung hier ist in der Firma ebenfalls recht gut möglich, da „2&5" nicht nur durch die Workshops, sondern auch viel selbst im Unternehmen umsetzten kann, wie bereits oben erläutert wurde.

Als Fazit lässt sich schließen, dass ein gutes Stressmanagement sowohl in Call-Centern, als auch in anderen Unternehmen sehr sinnvoll ist, da die Gesundheit und die Kompe-

tenzen der Angestellten erhöht werden, wodurch eine Senkung der Arbeitsunfähigkeitstage und -fälle mit einher geht. Diese Minderung wirkt sich wiederum positiv auf die
langfristigen Kosten für das Unternehmen aus, obwohl erst einmal für die Umsetzung
und das Erlernen der Strategien hohe Kosten auf die Firmen zukommen können.

Für die Zukunft wäre es sinnvoll solche Stressmanagementstrategien und Methoden
schon frühzeitig zu erlernen, wie beispielsweise in der Ausbildung oder man könnte einen Spezialisten einstellen, welcher regelmäßige, wie oben vorgestellte, Kurse anbietet.

Literaturverzeichnis

Aichinger, C. (2003). *Arbeitszeit und Subjektive Gesundheitsaspekte*. Linz: Stangl.

Bamberg, E., Busch, C. & Ducki, A. (2003). *Stress- und Ressourcenmanagement. Strategien und Methoden für die neue Arbeitswelt*. Bern: Huber.

BKK Dachverband (2019). BKK Gesundheitsreport 2019. Psychische Gesundheit und Arbeit. Berlin: MWV - Medizinisch Wissenschaftliche Verlagsgesellschaft & BKK Dachverband.

Bundesministerium für Gesundheit (2020). *Steuerliche Vorteile*. Verfügbar unter: https://www.bundesgesundheitsministerium.de/themen/praevention/betriebliche-gesundheitsfoerderung/steuerliche-vorteile.html#:~:text=Betriebliche%20Gesundheitsf%C3%B6rderung%20im%20Sinne%20des%20%C2%A7%2020b%20SGB,Ma%C3%9Fnahmen%20zur%20Unterst%C3%BCtzung%20eines%20gesundheitsf%C3%B6rderlichen%20Arbeits-%20und%20 (01.05.2020).

Busch, C. (2004). *Stressmanagement für Teams: Entwicklung und Evaluation eines Trainings im Call Center*. Hamburg: Verlag Dr. Kovac

De Lange, A., Taris, T., Kompier, M., Houtman, I.. & Bongers, P. (2003). "The Very Best of the Millenium": Longitudinal research and the Demand-Control-(Support) Model. *Journal of Occupational Health Psychology, 8*, 282-305.

Doubrawa, R. (2006). Progressive Relaxation – neuere Forschungsergebnisse zur klinischen. *Entspannungsverfahren, 23*, 6 – 18.

Franzkowiak, P. & Franke, A. (2018). *Stress und Stressbewältigung*. Verfügbar unter: https://www.leitbegriffe.bzga.de/alphabetisches-verzeichnis/stress-und-stressbewaeltigung/ (03.05.2020)

Grawe, K., Donati, R. & Bernauer, F. (1994). *Psychotherapie im Wandel. Von der Konfession zur Profession, 4. Auflage*. Göttingen: Hogrefe.

Grobe, T., Steinmann, S. & AQUA – Institut für angewandte Qualitätsförderung und Forschung im Gesundheitswesen GmbH, (2013). *Depressionsatlas – Auswertungen zu Arbeitsunfähigkeit und Arzneiverordnungen.* Verfügbar unter: https://www.tk.de/resource/blob/2026640/c767f9b02cabbc503fd3cc6188bc76b4/tk-odepressionsatlas-data.pdf (30.04.2020)

Heinrichs, M., Stächele, T. & Domes, G. (2015). *Stress und Stressbewältigung.* Göttingen: Hogrefe.

Isic, A., Dormann, C. & Zapf, D. (1999). Belastungen und Ressourcen an Call Center-Arbeitsplätzen. *Zeitschrift für Arbeitswissenschaft, 53,* 202-208.

Kaluza, G. (2018). *Stressbewältigung. Trainingsmanual zur psychologischen Gesundheitsförderung 4. Auflage.* Berlin, Heidelberg: Springer.

Karasek, R., & Theorell, T. (1990). *Healthy work. Stress, productivity, and the reconstruction of working life.* New York: Basic Books.

Kaspers, F. & Scholz, O. (2002). Stressbewältigung in der Verhaltensmedizin. Verhaltenstherapie und Verhaltensmedizin. In B. Renneberg & P. Hammelstein (Hrsg.). *Gesundheitspsychologie* (S. 217- 227). Heidelberg: Springer.

Krick, A., Felfe, J., Renner, K. (2018). *Stärken- und Ressourcentraining.* Göttingen: Hogrefe.

Lazarus, R. & Launier, R. (1981). Stressbezogene Transaktion zwischen Person und Umwelt. In J., Nitsch (Hrsg.), *Stress, Theorien, Untersuchungen, Maßnahmen.* Bern: Huber.

Linden, M. & Hautzinger, M. (2015). *Verhaltenstherapiemanual. 8. Auflage.* Berlin, Heidelberg: Springer.

Litzcke, S., Pletke, M. & Schuh, H. (2010). *Stress. Stress Mobbing und Burn-Out am*

Arbeitsplatz. Berlin, Heidelberg: Springer.

Lorei, C. & Hallenberg, F. (2012). *Grundwissen Kommunikation. 1. Auflage.* Frankfurt: Verlag für Polizeiwissenschaft.

Marschall, J., Hildebrandt, S. & Nolting, H. (2019). *Gesundheitsreport 2019.* Verfügbar unter: https://dak.de/dak/bundesthemen/gesundheitsreport-2019-2099306.html (19.04.2020).

Qaas, W., Kubitscheck, S. & Thiele, L. (1997). Betriebliche Gesundheitsförderung durch Arbeitsgestaltung und Unternehmenskultur. *Zeitschrift für Gesundheitswissenschaften, 5,* 208-238.

Rausch, S. (2019). *Stressmanagement. Ein Arbeitsbuch für die Aus-, Fort- und Weiterbildung, 2. Auflage.* Berlin: Springer.

Reimann, S. & Pohl, J. (2006). Stressbewältigung. In B. Renneberg & P. Hammelstein (Hrgs.). *Gesundheitspsychologie* (S. 217–227). Berlin, Heidelberg: Springer.

Reschke, K. & Schröder, H. (2000). *Optimistisch den Stress meistern. Kursleiterhandbuch – Handbuch und Material für die Kursdurchführung.* Tübingen: DGVT Verlag.

Schandry, R. (2006). *Biologische Psychologie. 2. Auflage.* Weinheim: Beltz.

Scherrer, H. (2002). *Kommunikationsarbeit im Teleservice: Beanspruchung und emotionale Regulation bei Call-Center-Dienstleistungen.* Unveröffentlichte Dissertation. Wuppertal: Universität Gesamthochschule.

Schäfer, H., Döll, S., Höfler, K. & Mittag, O. (2000). *Seminareinheit Schutzfaktoren-Was hält uns Gesund.* Verfügbar unter: https://www.researchgate.net/profile/Susanne_Doell-Hentschker/publication/319301906_Seminareinheit_Schutzfaktoren_Was_halt_uns_gesund/links/59a6ab4a4585156873cfaf1d/Seminareinheit-Schutzfaktoren-Was-haelt-uns-gesund.pdf (11.05.2020).

Siebecke, D. & Kaluza, G. (2012) Stressmanagement. In F., Hallenberg & C., Lorei (Hrsg.). *Grundwissen Stress* (S. 75- 109). Frankfurt: Verlag für Polizeiwissenschaft.

Stangl, W. (2020). *Eustress*. Verfügbar unter: https://lexikon.stangl.eu/4136/eustress/ (19.04.2020)

Stangl, W. (2020). *Stress*. Verfügbar unter: https://psychologie.stangl.eu/definition/Stress.shtml (05.07.2020)

Wieland, R. (2000) Arbeits- und Organisationformen der Zukunft. Arbeitswelten von morgen. In H. Wieland & K. Scherrer (Hrsg.). *Arbeitswelten von morgen. Neue Technologien und Organisationsformen, Gesundheit und Arbeitsgestaltung, flexible Arbeitszeit- und Beschäftigungsmodelle* (S. 17- 40). Opladen: Westdeutscher Verlag.

Wittchen, H. & Hoyer, J. (2016). *Klinische Psychologie & Psychotherapie*. Heidelberg: Springer.